Sejuta Manfaat Binahong

I Putu Weda Kresna Witana et al.

Published by Saniscara, 2025.

Sejuta Manfaat Binahong

oleh I Putu Weda Kresna Witana, Putu Fera Yanti Suhendri, Putu Melya Ananda, Komang Siska Paramita, I Gusti Ayu Dina Lasmi Putri

SEJUTA MANFAAT BINAHONG

First edition. June 29, 2025.

ISBN: 979-8232502935

Written by I Putu Weda Kresna Witana et al..

Daftar Isi

Bab Satu
Mengenal Tanaman Obat Binahong

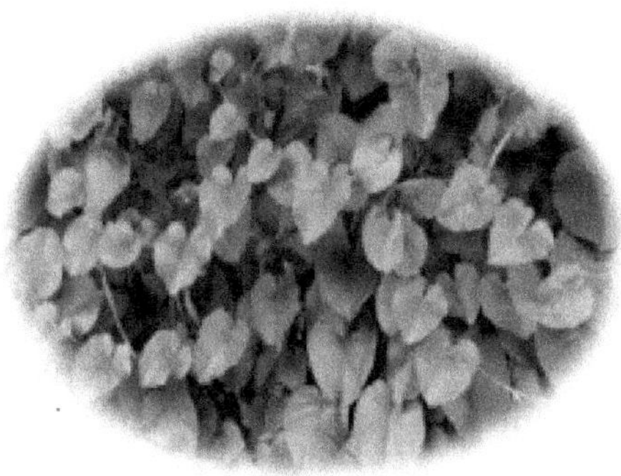

Binahong (bahasa Latin: *Bassela rubra linn*, bahasa Inggris: *Heartleaf maderavine madevine, Hanzi: Deng san chi*) adalah tanaman obat yang tumbuh di dataran rendah maupun dataran tinggi Tanaman ini dapat tumbuh dengan baik di lingkungan yang dingin dan lembap dan mempunyai banyak khasiat dalam meyembuhkan berbagai macam penyakit ringan maupun berat. Tanaman ini sudah lama ada di Indonesia tetapi baru akhir-akhir ini saja menjadi alternatif bagi sebagian orang untuk dijadikan obat alami untuk menyembuhkan atau mengurangi beberapa penyakit ringan maupun berat.

Sebenarnya manfaat Binahong atau Gendola, sebagai obat sudah dikenal sejak ribuan tahun lalu. Luka berdarah yang diberi tumbukan Binahong akan segera kering, menutup, dan hilang tanpa bekas.

Penggunaan khasiat dari tumbuhan ini sangat sederhana, daun Binahong cukup dikunyah, lalu dibalurkan pada luka. Salah satu contohnya ketika terjadi perang Vietnam vs. pasukan sekutu barat, tentara Vietnam yang terluka parah bisa segera pulih dan siap berperang kembali melawan tentara AS setelah diobati oleh tumbuhan Binahong ini.

Tumbuhan Binahong pernah sangat berjasa ketika perang Vietnam vs Sekutu Barat. Sedangkan orang yang sakit karena di dalam tubuhnya terdapat luka, seperti radang paru-paru, radang lambung dan radang usus, dalam waktu singkat akan segera sehat dengan cara memakannya. Jadi tak salah jika tumbuhan hebat ini sejak ribuan tahun silam, memiliki predikat baik hingga mendapatkan julukan "mistis" terhadapnya. Dan pastinya bisa jadi perusahaan-perusahaan farmasi dunia yang selama ini merajai pasar dunia dengan bahan kimianya, tak menyukai informasi khasiat tumbuhan ini.Hal itu bisa terjadi karena akan membagi pangsa pasar orang-orang yang sedang sakit untuk berpaling dari kimia buatan, dan beralih selalu mengkonsumsi tumbuhan ini. Memiliki dua spesies di tempat berbeda.

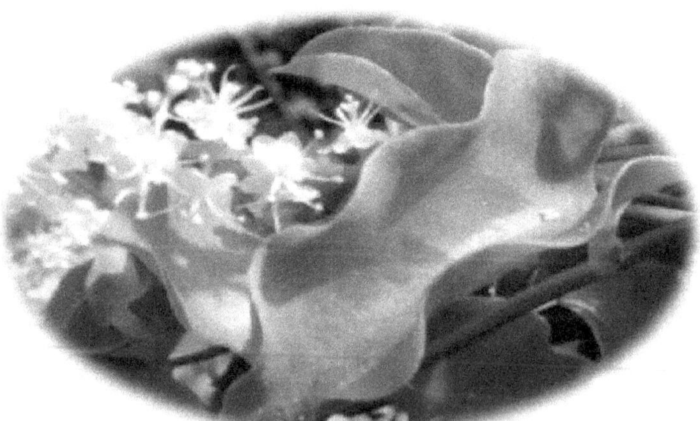

[1]

Tumbuhan yang familiar sebagai obat kawasan Asia Selatan, Asia Tenggara termasuk Indonesia, dan juga di Amerika Selatan yang bernama Binahong ini memiliki dua jenis, yaitu:

1. Anredera cordifolia.

1. https://upload.wikimedia.org/wikipedia/commons/0/0d/Anredera_Cordifolia.jpg

Anredera cordifolia, atau Mignonette Vine atau Madera Vine, adalah jenis Binahong yang tumbuh di negara-negara kawasan Asia Selatan dan Tenggara termasuk di India, Cina, Taiwan dan Korea. Selain bernama Binahong, di Indonesia juga disebut sebagai Gendola. Jenis ini juga memiliki dua sub-spesies, ada yang bertangkai merah dan ada yang bertangkai hijau biasa, keduanya dari keluarga Basellaceae.

1. Basella alba atau Malabar Spinach

adalah jenis Binahong yang tumbuh di Amerika Selatan, yang juga disebut sebagai Boussingaultia basseloides adalah spesies Binahong dari Amerika Selatan, Namun tetap dari family Basellaceae yang sama.

Tanaman yang berasal dari Korea ini dikomsumsi oleh orang-orang Vietnam pada saat perang melawan Amerika Serikat pada tahun 1950 sampai 1970-an. Tanaman ini dikenal juga di kalangan masyarakat Cina dengan nama *Dheng San Chi* dan telah ribuan tahun dikonsumsi oleh bangsa Tiongkok, Korea, Taiwan, dll. Bagian daun dari tanaman inilah yang biasanya dijadikan sebagai obat alami selain dari batang dan umbinya.

Ketika mendengar nama daun binahong, sebagian besar masyarakat Indonesia pasti merasa asing dengan nama tanaman obat ini. Padahal, daun binahong ini mudah ditemui di pekarangan rumah dan penjual tanaman

Binahong adalah tumbuhan menjalar, berumur panjang (*perennial*), bisa mencapai panjang kurang lebih m, berbatang lunak, silindris, saling membelit, berwarna merah, bagian dalam solid, permukaan halus, kadang membentuk semacam umbi yang melekat di ketiak daun dengan berbentuk tak beraturan dan bertekstur kasar. Bentuk daripada daunnya adalah tunggal, bertangkai sangat pendek (*subsessile*), panjang 5-10 cm, lebar 3-7 cm, helain daun tipis lemas, ujung runcing, pangkal berlekuk (*emerginatus*), tepi rata, permukaan licin, bisa dimakan. Bentuk dari pada bunga: majemuk berbentuk tandan, bertangkai panjang, muncul diketiak daun, mahkota berwarna krem keputih-putihan berjumlah lima helai tidak berlekatan, panjang helai mahkota 0,5 – 1 cm, berbau harum.

Bentuk dari pada akar: berbentuk rimpang, bedaging lunak. Banyak sumber mengatakan bahwa binahong (*anredera cordifolia*) berasal dari amerika selatan, cina bahkan korea. Padahal di Indonesia, tumbuhan menjalar yang dikenal dengan nama Gendola ini sudah ada. Tumbuhan ini tumbuh di dataran rendah maupun tinggi. Banyak ditanam didalam pst sebagai tanaman hias dan obat. Perkembangbiakkan tumbuh ini adalah generative (biji), namun lebih sering berkembang atau dikembangbiakkan secara *vegetative* melalui akar rimpangnya.

Ciri tanaman binahong:

1. Menjalar
2. Berumur panjang
3. Panjang kurang lebih 5 meter
4. Saling membelit
5. Silindris
6. Berwarna merah
7. Bagian dalam solid
8. Permukaan halus
9. Kadang membentuk semacam umbi yang melekat di ketiak daun dengan bentuk tak beraturan

Nama lain binahong di berbagai daerah adalah:

1. Gendola
2. Gendolak
3. Kandula
4. Uci-uci
5. Duyumu
6. Gendele
7. Genjerot
8. Garang-garang
9. Lembayung
10. Rinutu
11. Tatabue
12. Poiloo
13. Basella rubra linn

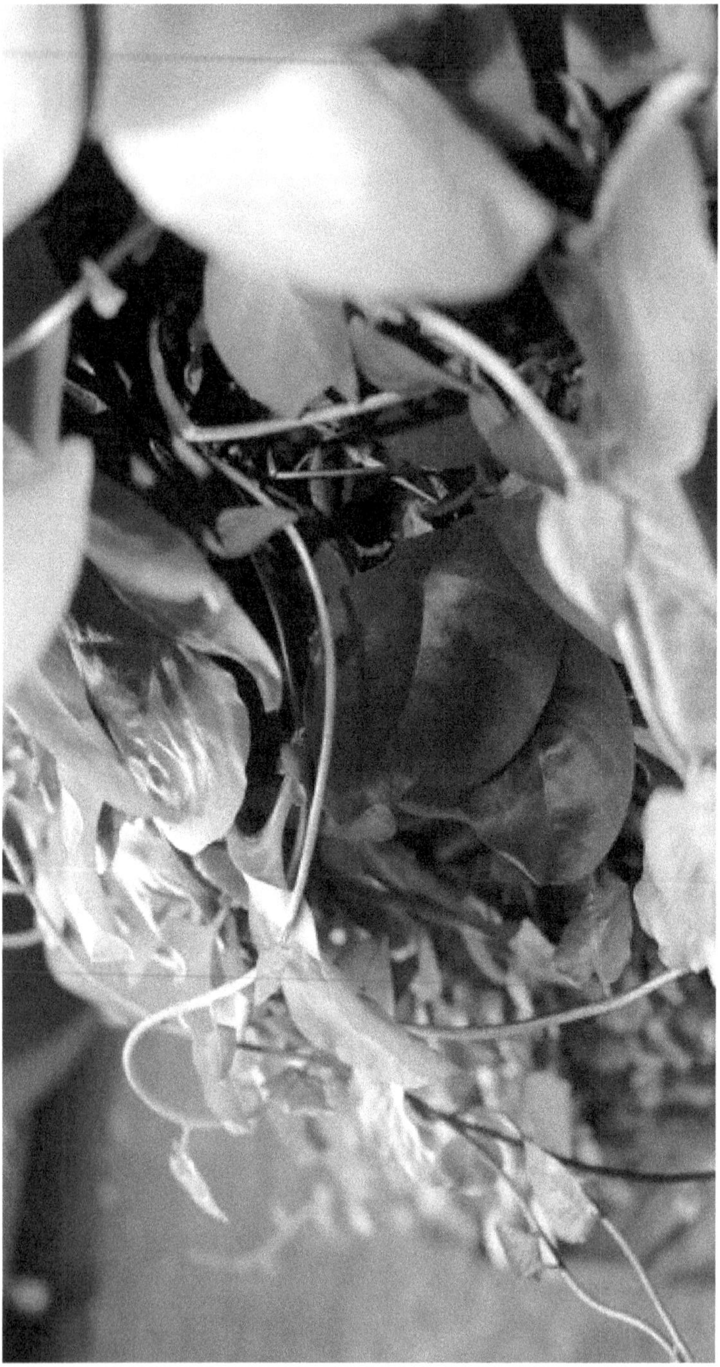

Adapun jenis tanaman obat Binahong dalam klasifikasi tanaman binahong Anredera cordiflin steenis.

Kingdom : plantae (Tumbuhan)

Subkingdom : tracheobionta (Tumbuhan berpembuluh)

Super Divisi : spermatophyta (menghasilkan biji)

Divisi : Magnoliophyta (Tumbuhan berbunga)

Kelas : Magnoliopsida(berkeping dua / dikotil)

Sub kelas : Hamamelidae

Ordo : Caryophyllales

Famili : Basellaceae

A. Budidaya Tanaman Obat Binahong

Tanaman Binahong dengan nama ilmiah *Bassela rubra linn* adalah tanaman yang bisa hidup di dataran rendah dan dataran tinggi secara menjalar dengan ukuran panjang mencapai 10 m. Batangnya berwarna merah saat masih muda dan menjadi putih serta mengeras jika telah berusia dewasa. Akar tanaman binahong berupa rimpang dan mempunyai daging yang lunak.

Sedangkan daunnya yang berwarna hijau berupa daun tunggal serta bertangkai pendek. Daun ini sering dipakai sebagai obat untuk mengatasi beberapa macam keluhan penyakit. Selain itu ada pula yang mengambil daun tersebut kemudian dijadikan ramuan kecantikan wajah.

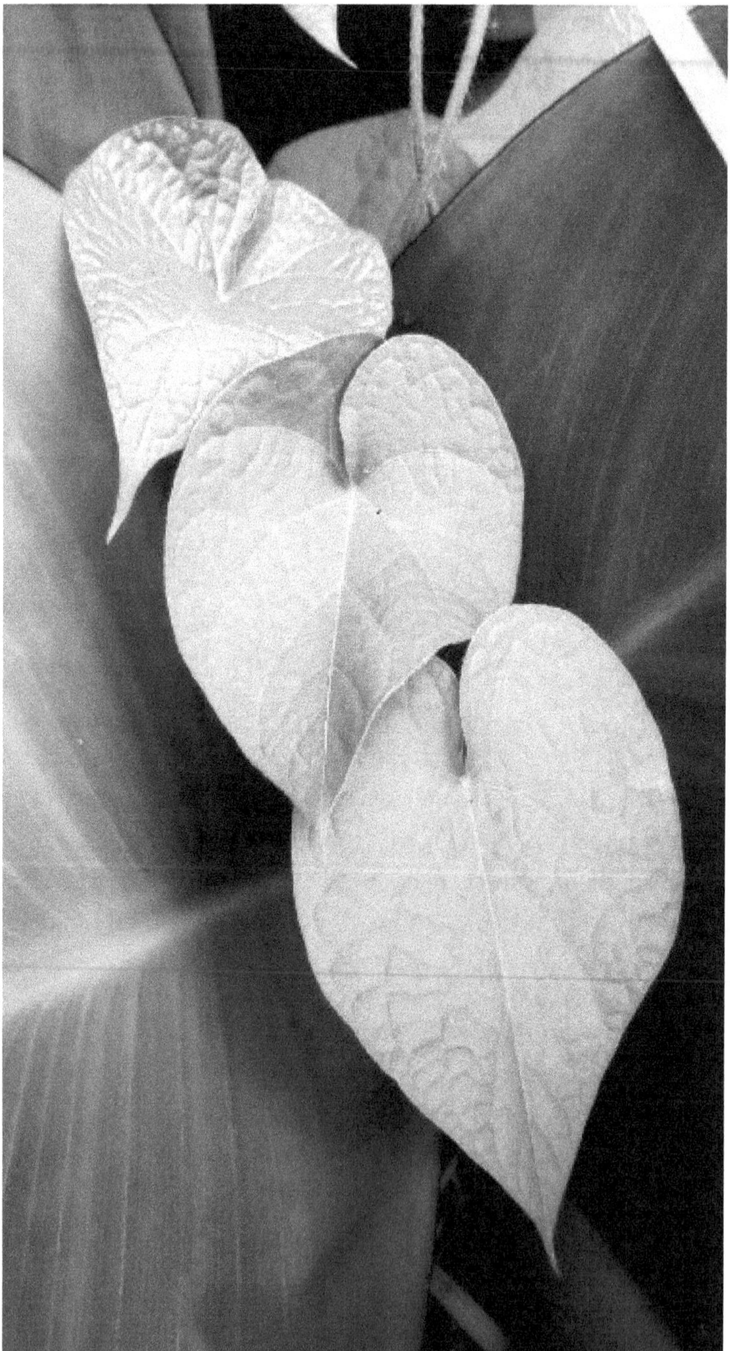

Tanaman binahong bisa mulai dipanen ketika batangnya telah berubah warna jadi kecoklatan dan terlihat kokoh. Selain itu daunnya berwarna lebih hijau dan akarnya sudah dapat melilit pada area sekitar media tanam seperti batu atau batang tanaman dan lainnya.

Bagian yang bisa diambil panennya adalah daunnya baik yang masih muda atau yang sudah tua. Akar dan batangnya juga dapat diambil, karena setiap organ dari tanaman binahong dapat digunakan semua. Hal ini disebabkan binahong memiliki beberapa jenis kandungan senyawa seperti saponin, polifenol, alkoloid dan minyak astiri.

Saponin merupakan senyawa yang punya kemampuan menghemolisis sel darah. Sedangkan polifenol berupa senyawa yang bersifat hemolitik kepada sel darah. Lalu untuk alkoloid yang sifatnya basa mampu menangkal radikal bebas dan toksim atau racun dalam tubuh. Kemudian minyak astiri sering dipakai untuk obat antiseptik dan media penyembuhan tukak lambung.

Agar nantinya hasil budidaya anda berlipat ganda, maka anda bisa mengikuti tips sukses budidaya daun binahong berikut ini.

1. Gunakan Pupuk NPK 16-16-16 yang meskipun mahal namun kandungan unsur hara makronya lebih baik ketimbang NPK 15-15-15.
2. Pada musim kemarau maka anda dapat menambahkan ZA sebagai pupuk susulan karena kandungan nitrogennya lebih tinggi.
3. Hentikan pengkocoran pupuk pada musim penghujan karena suplai nitrogen alami sangat melimpah ketika hujan turun
4. Gunakan Pupuk Organik Cair untuk disemprotkan kepada daun agar produksi daun tanaman jauh lebih lebat
5. Gunakan ZPT Auxin dan GA pada daun tanaman agar ukuran daun tanaman menjadi lebih besar.

Tanaman binahong dapat tumbuh subur jika berada pada lahan yang agak lembab, teduh serta mendapat pasokan sinar matahari yang tidak terlalu banyak. Sedangkan teknik perawatannya, sangat mudah dilakukan karena hanya perlu disiram dengan air setiap hari. Kemudian untuk mempercepat pertumbuhannya bisa diberi pupuk kandang atau kompos tiap 2 minggu sekali.

A. Ciri – Ciri Tanaman Obat Binahong

Tumbuhan bernama Latin Anredera cordifolia, mempunyai ciri utama tumbuh dengan cara menjalar dan mampu bertahan hidup dalam kurun waktu yang panjang. Ciri-ciri tumbuhan binahong secara umum adalah sebagai berikut:

Bunga

1. Struktur bunga tanaman binahong berbentuk majemuk bertandan.
2. Bunga binahong memiliki tangkai panjang.
3. Tangkai bunga tumbuh di bagian ketiak daun.
4. Mahkota bunga berwarna krem keputih-putihan.
5. Mahkota bunga tanaman binahong berjumlah lima helai tidak beraturan.
6. Ukuran panjang mahkota bunga binahong sekitar 0,5-1 cm.
7. Bunga binahong mempunyai aroma yang harum.

Daun

1. Ciri daun binahong bertulang daun tunggal.
2. Daun binahong bertangkai sangat pendek dengan susunan berseling.
3. Daun binahong berwarna hijau.
4. Bentuk daun binahong seperti jantung (*cordota*).
5. Ukuran panjang daun binahong sekitar 5-10 cm, dengan lebar

sekitar 3-7 cm.
6. Daun binahong berhelai daun tipis dan lemas serta tidak tebal.
7. Ujung daun binahong berbentuk runcing, pangkal daun berlekuk (*emerginatus*), dan permukaannya licin.
8. Daun binahong bisa dimakan secara langsung.

Batang

1. Struktur batang binahong bersifat lunak.
2. Batang binahong berbentuk silidris dan saling membelit.
3. Batang tumbuhan binahong bercabang.
4. Bagian batang yang menjalar ke atas mengeluarkan akar.
5. Batang tumbuhan binahong berwarna merah.
6. Tekstur permukaan batang binahong halus, dimana bagian dalamnya solid.
7. Permukaan batang tumbuhan binahong kadang membentuk semacam umbi yang melekat pada bagian ketiak daunnya.

Akar

1. Akar binahong berbentuk rimpang.
2. Bisa dikembangbiakan secara vegetatif (melalui akar rimpang) maupun generatif (melalui biji bunga).
3. Lebih sering berkembangbiak dan dikembangbiakan langsung secara vegetatif (melalui akar rimbangnya)

A. Manfaat Umbi Binahong

Selain daunnya, ternaya umbi dari tanaman binahong ini bisa dijadikan sebagai bahan baku pengobatan. Caranya, ambilah beberapa umbi atau rimpang binahong secukupnya. Lalu kemudian cuci dan rebus umbi tersebut hingga matang. Setelah dingin, saringlah air rebusan tersebut dan gunakan selama 2 hingga 3 kali sehari.

Ramuan ini bisa menyembuhkan beberapa gangguan fisik seperti tifus, bisul, disentri, stroke, sakit pinggang dan bahkan bisa menjaga kebugaran fisik (tambahkan madu dan kuning telur di dalamnya).

Selain daunnya, ternaya umbi dari tanaman binahong ini bisa dijadikan sebagai bahan baku pengobatan. Caranya, ambilah beberapa umbi atau rimpang binahong secukupnya. Lalu kemudian cuci dan rebus umbi tersebut hingga matang. Setelah dingin, saringlah air rebusan tersebut dan gunakan selama 2 hingga 3 kali sehari.

Berbagai kandungan tersebut tidak hanya bisa diperoleh dari manfaat daun binahong, namun juga bisa diperoleh dari bagian lain tanaman yaitu biji binahong, batang binahong juga umbi binahong. Berikut manfaat tanaman binahong dengan manfaat bagi kesehatan, antara lain

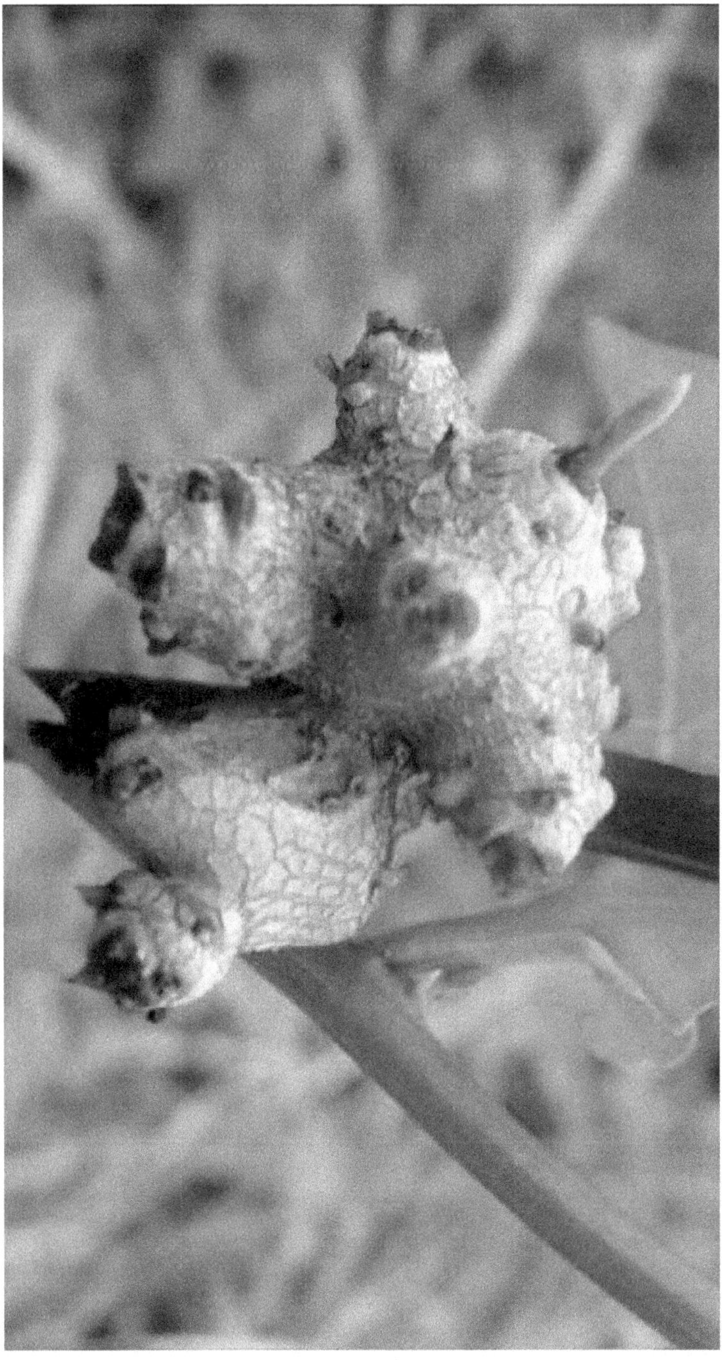

- Banyaknya kandungan di dalam umbi binahong yang menyehatkan tentunya bisa menjaga kesehatan tubuh agar senantiasa bugar dengan meningkatkan kekebalan tubuh, sehingga tubuh tidak akan mudah terserang penyakit.
- Bisul tidak hanya mengganggu namun juga menyakitkan apalagi jika terletak di bokong, sehingga untuk mengatasinya seperti halnya dengan manfaat jamu bersih darah untuk kulit ramuan yang dibuat dari umbi binahong juga bisa membantu menyembuhkan bisul secara alami.
- Salah satu penyakit yang mudah penularannya adalah tifus, yang biasanya disebabkan karena mengkonsumsi makanan yang terkontaminasi bakteri. Untuk menyembuhkan penyakit tifus apalagi baru muncul gejalanya, umbi binahong bisa dimanfaatkan karena bisa meningkatkan imun tubuh dan mencegah keparahan penyakitnya.
- Seperti halnya dengan manfaat daun kersen untuk stroke tanpa efek samping, umbi binahong juga bisa berfungsi untuk mencegah seseorang terserang stroke. Jika mengalami gejala stroke seperti sakit kepala secara tiba-tiba, mudah capek, penglihatan memburan dan lain sebagainya bisa mengkonsumsi ramuan umbi binahong untuk mencegah gejala bertambah parah.
- Manfaat umbi binahong lainnya dengan dibuat ramuan adalah dapat membantu dalam mengatasi

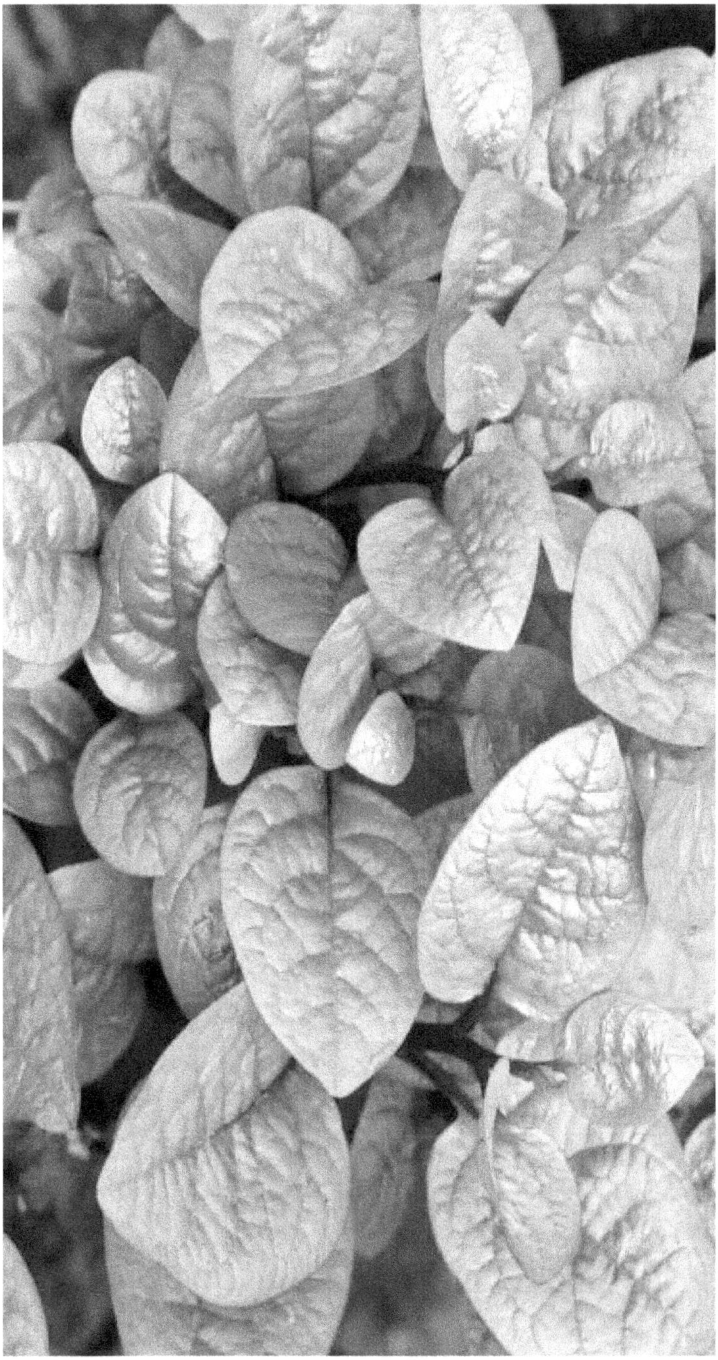

penyakit disentri yang mana kekebalan tubuh penderitanya sangat lemah. Di mana penyakit disentri adalah radang usus yang disebabkan karena infeksi bakteri yang penderitanya akan mengalami diare parah disertai lendir maupun darah.

- Khasiat dari umbi binahong juga dapat membantu menurunkan kadar asam urat, seperti manfaat tomat untuk menurunkan asam urat. Dengan mengkonsumsi rutin, kadar asam urat dalam tubuh bisa menurun tanpa harus mengkonsumsi obat kimia.
- Kandungan di dalam ramuan umbi binahong juga dapat membantu menyembuhkan sakit pinggang dan sakit persendian secara alami, sehingga apabila tubuh lelah dan pegal setelah beraktivitas ramuan binahong bisa dikonsumsi untuk mengatasinya.

A. Langkah-langkah menanam daun binahong

1. Penentuan Lokasi Tanam

Yang pertama-tama dilakukan dalam budidaya tanaman binahong adalah dengan menentukan lokasi tanamnya. Tanaman binahong ini tergolong tanaman yang bisa hidup baik di dataran rendah maupun di dataran tinggi. Hanya saja sebaiknya dijauhkan dari tepian laut karena aerosol air asin dapat merusak daun binahong. Kriteria lokasi lahan tanam binahong adalah :

- Dekat sumber air untuk penyiraman
- Terkena cukup sinar matahari (minimal 5 jam per hari)
- Tanah yang gembur
- Tanah kaya akan unsur hara
- Memiliki tingkat pH tanah yang seimbang (5,5-7)

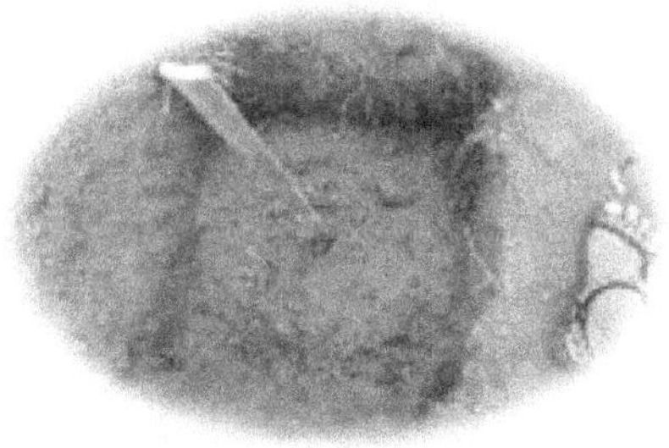

Jika anda memiliki pagar rumah, maka anda bisa menjadikannya rambatan atau jika tidak ada maka anda bisa membuat media rambatan dengan memanfaatkan kayu dan tali.

1. Menggali Lubang Tanam

Jika anda ingin daun yang dihasilkan lebih banyak maka sebaiknya anda menggali lubang yang banyak pula.

Caranya ialah dengan menggali tanah yang hendak ditanami binahong dengan ukuran 30×3 cm dengan kedalaman 20-30 cm.

Jarak tanam bisa hanya sekitar 40 cm saja. Selanjutnya lubang tanam ini harus diisi pupuk dasar terlebih dahulu.

Anda bisa memanfaatkan halaman atau pekarangan rumah anda untuk ditanami tanaman binahong. Karena sifat tanaman ini merambat, maka anda memerlukan media rambatan seperti ajiran atau pagar.

1. Pemberian Pupuk Dasar

Pemberiian pupuk dasar pada cara budidaya daun binahong ini sangat berpengaruh pada tingkat kesuburan tanaman nantinya. Pupuk yang digunakan sebagai pupuk dasar sebaiknya adalah campuran dari pupuk organik dan pupuk NPK.

Anda bisa menggunakan pupuk kandang atau pupuk kompos atau juga butiran organik lalu dicampur dengan puppuk NPK dengan perbandingan 30 (organik) : 1 (NPK). Pupuk tadi dimasukkan kedalam lubang dan ditimbun dengan tanah. Biarkan hingga terurai dalam tanah terlebih dahulu. Sambil menunggu ini maka kita bisa menyiapkan bibit binahongnya terlebih dahulu.

4.Persiapan Bibit Tanaman Binahong

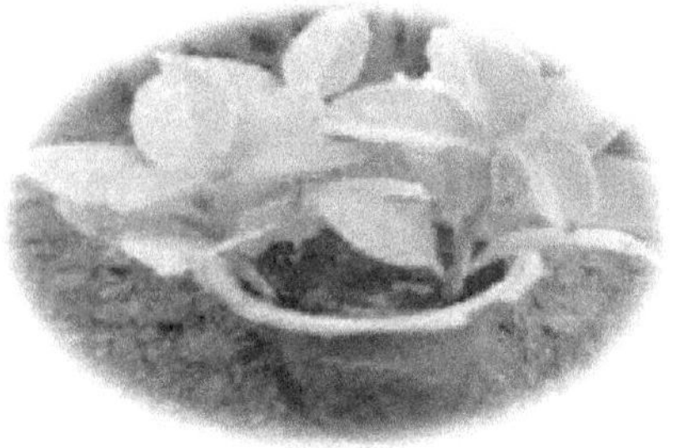

Tanaman binahong ini dibibit dengan cara stek. Anda bisa memiling batang menjalarnya yang sudah sedang lalu dipotong seitar 10 cm untuk dijadikan bibit. Potonglah beberapa batang sekaligus untuk dijadikan bibit. Siapkan media pembibitan yaitu plastik polybag atau bekas aqua plastik yang diberi lubang pembuangan air. Lalu masukkan tanah humus kedalamnya.

Langkah pembibitannya adalah sebagai berikut:

- Potong beberapa batang menjalar dari tanaman binahong
- Lubangi tanah dalam media pot pembibitan
- Tancapkan batang binahong dalam pot tersebut
- Pastikan bagian ujung diatas
- Sirami tanah dalam polybag dan tunggu beberapa hari hingga muncul tunas baru yang artinya kini bibit binahong sudah memiliki akar baru. Setelah tumbuh tunas baru maka binahong siap ditanam dalam lubang tanam yang telah

disiapkan sebelumnya.

5. Penanaman Bibit Binahong

Ada baiknya jika anda menunggu hingga bibit menjadi besar terlebih dahulu meski menunggu hingga satu bulan baru kemudian ditanam. Ini bertujuan untuk menyempurnakan perakaran bibit binahong terlebh dahulu. Nah jika sudah siap dipindahkan ke lubang tanam maka langkah menanam bibit binahongnya adalah sebagai berikut:

Lubangi lokasi penanaman pupuk dasar dulu sebesar ukuran plastik pot

- Siram lubang tanam dengan insektisida dan fungisida
- Tanam bibit binahong, tentunya dengan membuka plastik potnya.
- Segera siram bibit binahong yang baru ditanam

Biasanya jarang sekali ada bibit binahong yang langsung mati atau layu setelah ditanam. Namun seandainya ada maka anda bisa melakukan penyulaman kapanpun karena yang hendak dipanen adalah daun binahong Jadi usia tanaman tidak harus sama.

1. Pemberian Ajir (Rambatan)

Hampir sama dengan cara budidaya jambu madu, cara budidaya timun atau cara budidaya labu air yang memerlukan media ajir rambatan, karakter tanaman binahong ini juga merambat sehingga ia akan menyebarkan sulurnya mencari media yang bisa dirambati.

Yang paling mudah adalah dengan menyusun kayu dan tali untuk dijadikan rambatan. Atau anda bisa memanfaatkan pagar rumah sebagai media rambat.

Yang perlu diingat adalah untuk tidak merambatkan tanaman binahong pada tanaman lain seperti mangga, jeruk, jambu dll karena daun binahong yang lebat akan menghalangi sinar matahari bagi tanaman yang ia rambati sehingga tanaman tersebit gagal berfotosintesis.

1. Penyiraman Tanaman Binahong

Jika ingin tanaman binahong lebih cepat tumbuh, tentunya kita harus rajn menyiraminya. anda bisa menyiraminya sekitar 5 -7 hari sekali. Meski demikian sebaiknya jangan sampai air menggenang terlalu lama di area perakaran karena dapat membusukkan bagian akar.

Pada musim hujan, maka anda perlu mengatur drainase yakni dengan meninggikan tanah diarea perakaran agar air tidak berkumpul disitu.

1. Penyiangan

Karena hanya ditanam di halaman rumah, maka penyiangan bisa anda lakukan sewaktu-waktu. Anda bisa menunggu hingga rumputnya tinggi atau sekitar 1 bulan sekali.

1. Pemupukan Susulan

Sebenarnya pemupukan susulan ini tidak terlalu diperlukan jika anda menanam dalam skala kecil. Namun jika anda menanam dalam skala besar untu tujuan dijual, maka pemberian pupuk susulan ini menjadi sangat penting untuk meningkatkan produktifitas tanaman binahong.

Pemupukan susulan ini dilakukan setelah tanaman merambat pada ajir. Pupuk yang bisa anda gunakan adalah larutan NPK 15-15-15 dengan perbandingan 1 gelas NPK untuk 40 L air.

Untuk pemupukan pertama dilakukan setelah tanaman merambat cukup baik pada ajir lalu selanjutnya diulang setiap 10-14 hari sekali, anda bisa membuat lubang dengan jarak sekitar 10 cm dari akar tanaman lalu pada lubang itulah pupuk dikocorkan. Barulah pada pengkocoran kedua dan selanjutnya anda bisa mengkocorkannya langsung pada pangkal tanaman (masih dengan dosis yang sama)

1. Penanggulangan Hama dan Penyakit

Tanaman binahong ini cukup kuat terhadap serangan jamur sebagaimana pada budidaya markisa, budidaya labu dan budidaya anggur. Hama biasanya lebi menyerang kearah daun. Seperti ulat dan kutu daun yang biasa menyerang daun tanaman.

Hama lainnya adalah uret yang bisa menyerang bagian akar tanaman. Untuk peyakit, maka jarang sekali terjadi serangan virus pada tanaman binahong. Hanya ada jamur daun atau bakteri pembusuk akar yang biasa menyerang tanaman binahong.

Untuk mengendalikannya maka pada hama yang menyerang daun anda tidk boleh menyemprotkan pestisida berbahan dasar kimia karena yang hendak dimanfaatkan adalah daun binahong itu sendiri. Gunakan insektisida alami seperti air perasan tembakau. Dan itupun mnunggu jika gejala serangan diatas ambang wajar.

1. Panen Daun Binahong

Setelah berusia sekitar 6 bulan maka tanaman binahon sudah menjadi lebat daunnya. Anda bisa mulai memanen daunnya untuk dikeringkan. Pilihlah hanya daun yang berukuran cukup besar dan jangan dipetik daun yang masih kecil.

Bab Dua
Kandungan Daun Binahong

Tumbuhan binahong bisa digunakan sebagai bahan pengobatan alternatif, karena pada bagian daunnya mengandung banyak senyawa aktif. Senyawa aktif tersebut sangat besar khasiatnya bagi tubuh manusia. Berikut beberapa senyawa aktif dalam kandungan daun binahong yang ampuh dalam membantu proses penyembuhan penyakit.

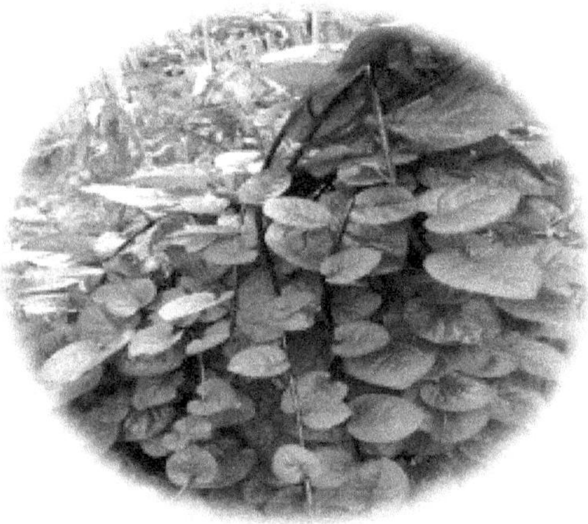

1. Alkolid

Zat alkolid yang dimiliki oleh daun binahong terkenal bersifat hipoglikemik. Sifat hipoglikemik akan sangat dirasakan manfaatnya oleh mereka yang menderita diabetes. Sebab zat tersebut bisa mengontrol sekaligus menurunkan kadar gula darah dalam tubuh.

2. Anti Oksidan

Kehidupan masyarakat modern sangat erat dan tidak bisa dihindarkan dari paparan radikal bebas. Padahal paparan radikal bebas secara berlebih dan dalam kurun waktu ang lama akan sangat berbahaya, sebab radikal bebas bersifat karsinogen.

Zat karsinogenik akan memicu munculnya penyakit-penyakit yang berbahaya dalam tubuh manusia, salah satu contohnya adalah memicu terjadinya penyakit kanker. Dengan adanya zat anti oksidan yang terdapat dalam daun binahong, maka zat karsinogen yang ada akan dilemahkan dan dinetralisir. Sehingga penyakit kanker pun bisa dicegah untuk terus berkembang.

3. Asam Askorbat

Tubuh manusia yang terluka berpotensi menjadi semakin parah dan mengalami infeksi, apabila tidak segera ditangani atau malah mendapatkan penanganan yang tidak tepat. Dengan adanya kandungan zat asam askorbat pada daun binahong, maka hal ini bisa menjadi salah satu solusi untuk digunakan dalam proses penyembuhan luka.

Zat asam askorbat sendiri merupakan senyawa yang dapat bermanfaat untuk mencegah terjadinya infeksi pada luka, dan mempercepat terjadinya penutupan pada luka yang terjadi. Sehingga penggunaan daun binahong untuk menyembuhkan luka luar hingga luka bakar merupakan tindakan yang tepat.

4. Asam Oleanolic

Kandungan asam oleanolic dalam daun binahong, sangat bermanfaat dalam membantu mengurangi rasa sakit pada bagian tubuh yang luka. Manfaat daun binahong ini bisa didapatkan karena adanya kandungan zat anti peradangan dan inflamasi.

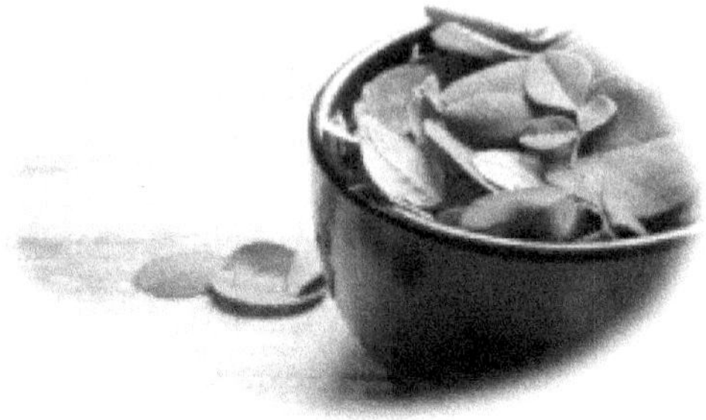

5. Minyak Atsiri

Minyak atsiri adalah salah satu jenis minyak yang dihasilkan oleh bagian tertentu dari suatu tumbuhan. Begitu juga dengan daun binahong, terdapat pula kandungan minyak atsiri di dalamnya. Minyak ini mempunyai keanekaragaman aroma yang khusus sesuai dengan jenis bahan tumbuhan asalnya.

Minyak atsiri mempunyai kemampuan untuk memberikan efek tenang bagi yang mencium aromanya, sehingga sering kali digunakan sebagai aroma terapi. Minyak ini tidak bisa dicampur dengan bahan aroma lain seperti minyak wangi, sebab aromanya bersifat khas dan khusus,

Seiring dengan berkembangnya ilmu pengetahuan, minyak ini tidak hanya digunakan untuk kecantikan dan aroma terapi. Minyak ini ternyata juga mempunyai khasiat untuk mengatasi gangguan kesehatan.

6. Saponin

Kandungan saponin bersifat seperti sabun, dan terletak di bagian permukaan daun binahong. Pelarutan saponim akan menghasilkan zat anti bakteri, anti mikroban, dan anti virus. Kandungan ini sangat bermanfaat dalam mempercepat proses penyembuhan luka.

Tabel 1. Analisis senyawa fitokimia pada tanaman binahong

No	Senyawa	Daun	Batang	Bunga	Umbi	Pengamatan
1	Fenol	+	+	+	+	Endepan Kemerahan
2	Flavonoid	+	+	+	+	Larutan warna pink-merah
3	Saponin	+	+	+	+	Busa Permanen
4	Terpenoid	+	+	+	+	Warna coklat kemerahan, diantara permukaan
5	Steroid	+	+	+	+	Warna coklat kemerahan/ hijau kebiruan pekat
6	Alkaloid	+	+	-	+	Kekeruhan dan endapan

SUMBER: ASTUTI, 2013

A. Hasil Panen dan Kandungan Tanaman Binahong

Tanaman binahong bisa mulai dipanen ketika batangnya telah berubah warna jadi kecoklatan dan terlihat kokoh. Selain itu daunnya berwarna lebih hijau dan akarnya sudah dapat melilit pada area sekitar media tanam seperti batu atau batang tanaman dan lainnya.

Bagian yang bisa diambil panennya adalah daunnya baik yang masih muda atau yang sudah tua. Akar dan batangnya juga dapat diambil, karena setiap organ dari tanaman binahong dapat digunakan semua. Hal ini disebabkan binahong memiliki beberapa jenis kandungan senyawa seperti saponin, polifenol, alkoloid dan minyak astiri.

Saponin merupakan senyawa yang punya kemampuan menghemolisis sel darah. Sedangkan polifenol berupa senyawa yang bersifat hemolitik kepada sel darah. Lalu untuk alkoloid yang sifatnya basa mampu menangkal radikal bebas dan toksim atau racun dalam tubuh. Kemudian minyak astiri sering dipakai untuk obat antiseptik dan media penyembuhan tukak lambung.

A. Efek Samping Mengkonsumsi Daun Binahong

Pada dasarnya, tubuh manusia itu mempunyai sistem kerja yang sangat canggih. Segala sesuatu yang masuk ke dalam tubuh akan diolah dan diproses sedemikian rupa, sehingga bisa memberikan manfaat bagi tubuh. Asalkan kadar barang asing yang masuk ini masih sesuai dengan batas wajar.

Sebagaimana ketika mengkonsumsi makanan, sistem tubuh akan memprosesnya secara holistik sehingga tubuh menjadi sehat. Namun ketika makanan yang dikonsumsi terlalu banyak, sistem tubuh pun akan kewalahan dalam memprosesnya. Akibatnya ada makanan yang tidak terproses dan kemudian menjadi sampah yang merugikan di dalam tubuh.

Begitu juga dalam mengkonsumsi binahong. Intinya adalah segala sesuatu yang berlebihan itu pasti akan berdampak negatif. Manfaat daun binahong, yang pada dasarnya sangat dibutuhkan oleh tubuh sebagai obat, justru bisa berubah menjadi racun ketika dikonsumsi secara berlebihan.

Berikut efek samping yang bisa terjadi dari mengkonsumsi daun binahong, dan patut menjadi perhatian kita sebagai konsumen. Jangan sampai manfaat daun binahong justru berubah menjadi racun bagi tubuh kita.

- Mengandung Efedrin

Daun binahong mengandung zat efedrin, sehingga kita harus berhati-hati dalam mengkonsumsinya. Lebih baik dan aman apabila dalam pengkonsimsiannya diawasi langsung oleh ahli medis.

Zat efedrin tidak hanya terkandung dalam daun binahong, tetapi hampir semua tanaman obat mengandung zat ini. Dalam beberapa kasus, mengkonsumsi daun binahong bisa memberikan efek, seperti; gelisah, mual, insomnia, kesemutan, susah buang air besar, hingga jantung berdebar-debar.

- Mengkonsumsi S0ecara Berlebihan, Berpotensi Berefek Fatal

Kandungan efedrin atau ephedra dalam tanaman obat termasuk binahong, dilarang dikonsumsi secara berlebihan. Mengkonsumsinya secara berlebihan bisa berpotensi menyebabkan serangan jantung, kejang, hipertensi, stroke, bahkan bisa sampai kehilangan kesadaran dan kematian.

- Binahong Dilarang Dikonsumsi Bersamaan Zat Stimulan

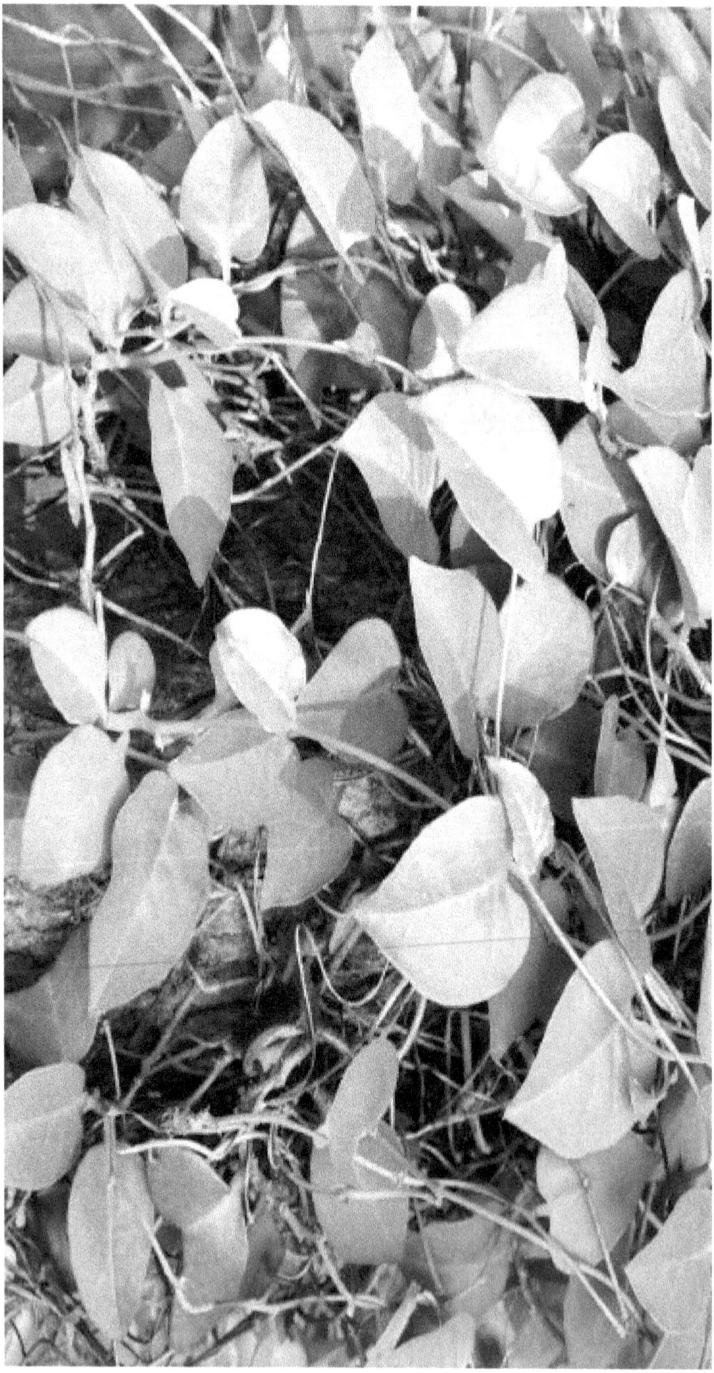

Kandungan Efedrin dalam daun binahong, dalam beberapa kasus bisa menimbulkan efek samping. Oleh sebab itu, daun binahong dilarang dikonsumsi bersamaan dengan mengkonsumsi makanan atau minuman yang mengandung zat stimulan.

Mengkonsumsi kedua zat tersebut secara bersamaan, bisa meningkatkan potensi terkena risiko efek samping. Bahkan bisa hingga mengancam jiwa.

Makanan atau minuman yang mengandung zat stimulan dalam hal ini kafein, diantaranya adalah kopi, teh, dan kacang kola.

- Daun Binahong Tidak Cocok Untuk Ibu Hamil

Salah satu kasus yang ditemukan dari efek mengkonsumsi daun binahong adalah menimbulkan efek nyeri. Sehingga daun binahong tidak disarankan untuk dikonsumsi oleh ibu hamil dan menyusui.

Daun binahong berbahaya jika dimakan mentah apabila dikonsumsi secara berlebihan dan dengan dosis yang banyak. Hal ini karena daun binahong mengandung Efedrin yang disebut epherda yang dapat menyebabkan tekanan darah tinggi, serangan jantung, gangguan otot, kejang, stroke, denyut jantung tidak teratur, kehilangan kesadaran, hingga kematian.

Selain itu, anda harus menghindari makan daun binahong mentah bebarengan dengan makanan atau minuman mengandung kafein karena dapat meningkatkan kemungkinan efek samping hingga mengancam jiwa.

Selain itu Ibu hamil dan ibu menyusui disarankan untuk tidak makan daun binahong mentah ataupun yang sudah diolah, karena tidak baik untuk tubuhnya dan janin yang dikandungnya.

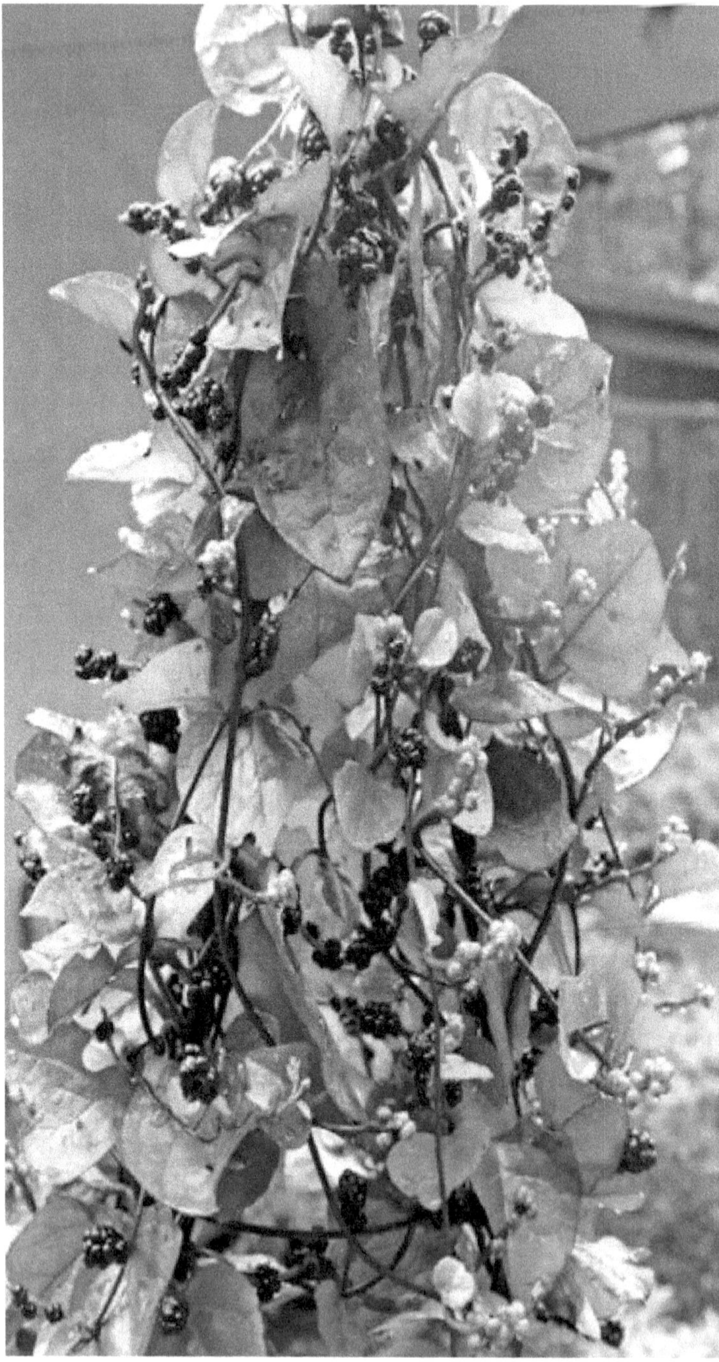

1

1. https://3.bp.blogspot.com/-Bnq-5EKuR08/Wx64KbPLFxI/AAAAAAAANuc/
yAB3Cx_9P2EPfl3ra2D2wcmIkkUxF48eQCLcBGAs/s1600/biji+binahong+merah+2.jpg

Bab Tiga
Manfaat Tanaman Obat Binahong

Daun binahong dapat dimanfaatkan sebagai obat luar maupun obat dalam. Manfaat daun binahong sebagai obat luar adalah sebagai berikut.

1. Menurunkan panas tinggi pada bayi

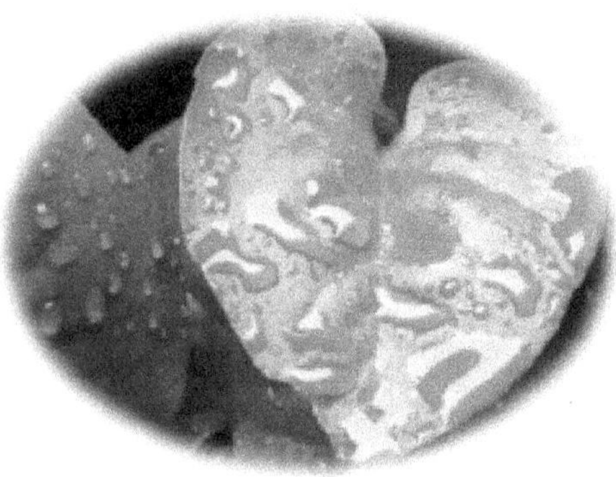

Jika bayi Anda ada yang mengalami panas tinggi, turunkan panasnya dengan mengoleskan daun binahong yang telah ditumbuk halus ke seluruh tubuhnya.

1. Mengobati memar

Daun dan batang tanaman binahong ini dapat digunakan untuk mengobati luka memar akibat pukulan, percikan api, rematik, pegel linu, dan nyeri urat. Caranya dengan menumbuk daun dan batang sampai halus kemudian mengoleskannya pada bagian yang sakit.

1. Mengobati sakit gigi

Umbi binahong atau akarnya, dapat digunakan untuk mengobati sakit gigi, dengan cara menumbuk halus kemudian diperas, ambil airnya dan teteskan pada gigi yang mengalami sakit.

1. Mempercepat pemulihan kesehatan setelah operasi

Sebagai obat luar, Anda dapat mengoleskan daun binahong pada bagian tubuh akibat operasi.

Manfaat daun binahong sebagai obat dalam Misalnya akibat melahirkan dan khitan. Setelah membahas manfaat daun binahong untuk obat luar, ada baiknya Anda juga mengetahui manfaat daun binahong sebagai obat dalam.

1. Menyembuhkan luka bekas operasi, maag, dan tifus

Untuk menambah stamina, Anda dapat menggunakan umbi binahong secukupnya. Kemudian dicuci bersih, direbus, dan disaring airnya. Diminum 2 – 3 kali setiap hari.

1. Mencegah dan mengatasi kanker

Daun binahong bisa dimanfaatkan untuk mengobati kanker. Caranya yaitu dengan mengambil 30 gram daun binahong kering, kemudian merebusnya dalam 1 liter air. Didihkan hingga tersisa 600 ml air. Air rebusan tersebut diminum 3 kali sehari, dengan ukuran masing-masing sebanyak 200 ml.

1. Menyembuhkan disentri dan mencegah stroke, asam urat, dan sakit pinggang

Untuk penyembuhan disentri dan mencegah penyakit stroke, asam urat, dan sakit pinggang caranya adalah dengan membuat ramuan sebagai berikut. Mengambil umbi binahong sebanyak 3 potong, dicuci bersih, direbus dengan 5 gelas air, dan disaring. Hasilnya dimnum 2 – 3 sehari.

1. Menjaga vitalitas tubuh

Untuk menjaga vitalitas dan kebugaran tubuh, gunakan ramuan berikut ini. Merebus umbi binahong dengan 5 gelas air. Kemudian disaring. Jika Anda akan meminumnya, tambahkan telur dan madu.

Manfaat daun binahong yang secara nyata telah terbukti di luar negeri belum dimanfaatkan sepenuhnya di Indonesia. Anda yang sudah mengetahui begitu besar manfaat daun binahong dan bagian lainnya, mulailah menanam binahong di pekarangan rumah Anda. Gunakan binahong untuk pencegahan dan pengobatang sesuai dengan resep yang benar.

A. Kategori Penyakit Penyembuhan Manfaat dari Tanaman Obat Binahong

1. Kategori Penyakit Ringan

Penggunaan obat herbal sebaiknya lebih diutamakan terlebih dahulu sebelum menggunakan obat kimiawi. Baik untuk mencegah maupun mengobati penyakit. Manfaat daun binahong untuk penyakit ringan dibutuhkan waktu selama beberapa hari atau minggu.

- Ambeien-BAB berdarah, 16 lembar per hari.
- Diare, 10 lembar per hari.
- Gusi berdarah, 4 lembar pe hari.
- Hilang nafsu makan, 5 lembar per hari.
- Jerawat, 8 lembar per hari.
- Lemah syahwat, 10 lembar sekali minum 3 kali per hari.
- Luka akibat benda tajam atau kecelakaan, 10 lembar.
- Luka bakar, 10 lembar.

- Pelancar haid, 3 lembar per hari diminum selama masa haid.
- Menjaga stamina, 1 lembar per hari.
- Mimisan, 4 lembar per hari.
- Pasca bersalin, 7 lembar per hari dikonsumsi selama 10 hari.
- Pasca operasi, 20 lembar setiap hari.
- Menghangatkan badan, 5 lembar setiap hari.
- Usus bengkak, 3 lembar setiap hari.

1. Kategori Penyakit Berat

Kurun waktu proses penyembuhan antara penyakit ringan dan berat pastilah berbeda. Manfaat daun binahong untuk mengobati penyakit berat dibutuhkan waktu selama 1-6 bulan. Harus dilakukan secara rutin setiap hari, disertai dengan ketelatenan dan kesabaran.

- Batuk atau muntah darah, 10 lembar setiap hari.
- Borok, 12 lembar setiap hari.
- Darah rendah, 8 lembar setiap hari.
- Iritasi kulit atau gatal, 9 lembar setiap hari.
- Gegar otak ringan hingga berat, 10-15 lembar setiap hari.
- Gejala liver, 10 lembar setiap hari.
- Kencing Manis, 10 lembar setiap hari.
- Paru-paru berlubang, 10 lembar setiap hari
- Patah tulang, 10-20 lembar setiap hari.
- Radang ginjal, 7 lembar setiap hari.

A. Keuntungan Daun Binahong bagi Kecantikan dan Kesehatan

1. Menghilangkan Bekas Luka

Pastinya setiap wanita mendambakan kulit yang halus tanpa adanya bekas luka sedikit pun. Tenang saja, kandungan antimikrobial dan asam askorbat (Vitamin C) dapat menyembuhkan dan menghilangkan bekas luka biasa maupun luka bakar.

Cara pengaplikasiannya pun gampang yaitu cukup dengan menghancurkan daun binahong tersebut hingga halus, kemudian aplikasikan pada tempat yang terdapat luka.

1. Menyembuhkan Rematik

Rematik merupakan salah satu penyakit yang diderita bagi sebagian orang yang telah lanjut usia dan penyakit ini akan menyerang bagian tulang maupun sendi. Tetapi, rematik ini dapat disembuhkan dan dicegah dengan menggunakan daun binahong.

Pengolahan daun binahong pada setiap penyakit hampir sama, yaitu rebuslah 5 daun binahong pada 1-2 gelas air mendidih, kemudian konsumsilah air rebusan tersebut satu kali sehari secara rutin.

1. Mengatasi masalah kulit

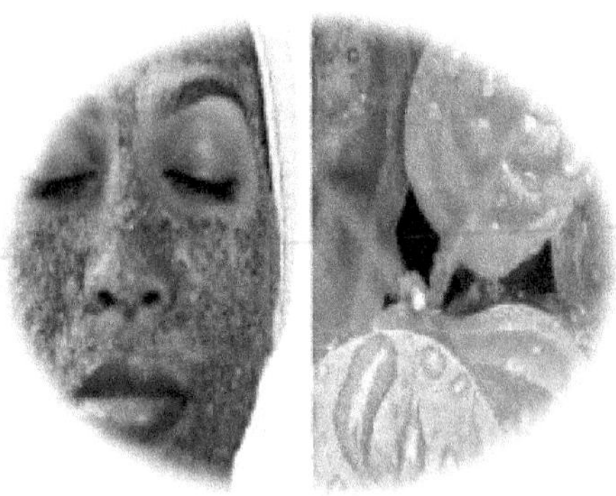

Khasiat daun binahong sangat bagus untuk kulit wajah karena dapat mengatasi jerawat. Kandungan zat di dalam daun binahong secara efektif dapat membunuh bakteri yang menyebabkan timbulnya jerawat. Selain mengatasi masalah jerawat, manfaat binahong juga bisa mengatasi komedo dan flek hitam dengan menggunakan masker binahong.

Kandungan kolagennya yang tinggi juga dapat membantu mencerahkan wajah dengan cepat. Mudah, haluskan daun binahong muda. Kemudian oleskan ke seluruh bagian wajah setelah mandi selama 30 menit.

Cara menggunakan daun binahong untuk mengatasi jerawat yaitu dengan mengoleskan daun binahong yang sudah dihaluskan, ini harus dilakukan secara rutin. Penggunaan yang teratur akan mempercepat proses penyembuhan jerawat. Selain itu, daun binahong akan membuat kulit menjadi halus dan cerah.

1. Mengobati maag

Manfaat daun binahong untuk pencernaan tidak bisa dipungkiri lagi, salah satu manfaat binahong yaitu mengobati maag. Penyakit ini terjadi karena lambung memproduksi asam lambung yang berlebih.

Dengan mengonsumsi daun binahong, maka asam lambung akan menjadi normal kembali. Selain itu, manfaat binahong juga untuk antioksidan yang efektif menangkal radikal bebas pada tubuh Anda. Dengan kandungan antioksidan, maka akan membuat tubuh menjadi lebih sehat dan terhindar dari berbagai macam jenis penyakit yang berbahaya.

1. Mengatasi asam urat

Asam urat adalah penyakit yang menyerang bagian persendian tubuh. Penderita asam urat akan merasakan nyeri yang sangat hebat pada bagian persendian. Hal ini pastinya membuat Anda tidak merasa nyaman dalam melakukan aktivitas sehari-hari.

Manfaat daun binahong dipercaya dapat secara aktif mengatasi asam urat pada sendi tubuh. Kandungan zat pada daun binahong akan menetralisir asam urat yang tinggi pada persendian. Manfaat binahong untuk asam urat mudah didapatkan dengan mengonsumsi rebusan daun binahong secara rutin.

1. Mengatasi kolesterol

Khasiat daun binahong dipercaya dapat mengatasi kolesterol jahat pada tubuh. Daun binahong akan menetralisir kandungan kolesterol jahat yang terdapat pada pembuluh darah.

Kolesterol pada pembuluh darah akan mengakibatkan adanya plak pada pembuluh darah. Hal ini akan mengakibatkan terjadinya penyumbatan pembuluh darah, adanya penyumbatan ini akan mengakibatkan aliran darah menuju jantung menjadi terhambat.

Kolesterol tinggi yang dibiarkan dapat memicu penyakit lain seperti jantung dan stroke. Manfaat binahong untuk kolesterol juga sangat mudah Anda dapatkan, hanya dengan mengonsumsi air rebusan daun binahong secara rutin hingga kolesterol jahat hilang dari tubuh.

1. Mencegah diabetes

Meski bukan salah satu penyakit ganas, namun diabetes masih sangat berbahaya. Hingga kini belum ada obat yang bisa menyembuhkan diabetes sepenuhnya. Sebagai penderita, kita hanya bisa mengendalikan kadar gula darah hingga normal agar tidak menimbulkan komplikasi serius.

Daun binahong mengandung senyawa alkaloid yang bersifat hipoglikemik. Karena sifatnya, manfaat daun binahong dapat membantu menurunkan kadar gula darah secara maksimal. Selain menurunkan kandungan alkaloid, gula darah juga bisa tetap stabil pada penderita diabetes mellitus.

1. Mengobati sesak napas

Bernapas itu penting dalam kelangsungan hidup manusia. Tetapi apa yang akan terjadi jika kita mengalami gangguan pernapasan atau sesak napas? Tentu itu akan sangat berbahaya. Karena itu, merawat sistem pernapasan sangatlah penting dilakukan.

Menurut penelitian, khasiat daun binahong mampu membersihkan saluran pernapasan terutama lendir di paru-paru yang menyebabkan sesak napas. Selain mampu membersihkan, kandungan antibakterialnya juga efektif membunuh bakteri penyebab infeksi saluran pernapasan akut.

1. Menjaga Kesehatan Mata

Minumjus daun binahong setiap pagi dan malam ternyata sangat baik untuk mata. Daun binahong mampu menutrisi mata sehingga bisa mengurangi gangguan penglihatan ,seperti mata minus maupun rabun dekat.

1. Mengatasi sariawan kronis

Tanaman yang biasa dijadikan sebagai tanaman hias ini juga dapat digunakan untuk obat sariawan yang sudah kronis. Biasa sariawan jenis ini berbentuk akibat kurangnya vitamin yang kemudian menimbulkan luka pada mulut dan sekitar. Caranya adalah dengan meminum air rebusan daun binahong dalam keadaan yang dingin. Jangan meminumnya dalam keadaan hangat karena suhu panas akan memperparah kondisi sariawan. Selain dapat menyembuhkan sariawan, daun binahong juga bermanfaat sebagai penghilang rasa pusing.

1. Mengatasi anemia

Manfaat daun binahong juga bisa dijadikan salah satu obat anemia atau tekanan darah rendah. Anemia disebabkan kekurangan zat besi dalam tubuh.

Nah, daun binahong mengandung cukup zat besi untuk memenuhi kebutuhan sel darah merah. Karena itu, bagi Anda yang memiliki riwayat darah rendah, binahong bisa menjadi salah satu solusi pengobatan alternatif.

1. Mengobati batuk

Meminum air rebusan daun binahong dapat mengobati batuk. Kandungan dalam ramuan daun binahong ini terdapat senyawa antibakterial yang bisa membunuh kuman atau bakteri penyebab batuk. Jadi, batuk berdahak dan batuk kering bisa diatasi dengan meminum air rebusan rebusan daun binahong.

1. Membersihkan paru-paru dari kotoran dan racun

Bagi Anda yang ingin memiliki paru-paru yang bersih, minumlah air rebusan daun binahong. Senyawa dalam binahong dapat membantu mendetoksifikasi kotoran dan racun dari paru-paru. Namun, manfaat binahong untuk paru-paru masih dalam proses penelitian lebih lanjut.

1. Mengembalikan stamina yang hilang

Daun binahong mengandung binahong cathecin, yaitu, jenis antioksidan yang tidak hanya melawan kanker dan serangan jantung, manfaat binahong juga dapat membantu mengurangi efek peradangan otot setelah latihan.

Sehingga daun binahong sangat cocok dikonsumsi oleh Anda yang sering menjalani aktivitas yang berat. Misalnya lembur, olahragawan, atau pekerja keras. Meminum satu gelas air rebusan binahong, maka stamina Anda akan kembali lagi.

1. Meningkatkan tekanan darah

Bagi Anda yang mengalami tekanan darah rendah, Anda harus meningkatkannya. Alasanya karena tekanan darah rendah akan membuat tubuh terasa lemas. Anda bahkan tidak dapat melakukan kegiatan sehari-hari dengan benar dan dalam kasus yang lebih berbahaya, itu akan membuat pingsan.

Anda harus meningkatkannya dengan mengonsumsi sesuatu yang mengandung mineral. Salah satunya adalah ramuan yang terbuat dari daun binahong. Caranya; gunakan 8 lembar daun binahong dan rebus dalam 2 gelas air. Pastikan untuk meminumnya sekali sehari. manfaat daun binahong ampuh meningkatkan tekanan darah, jadi konsumsilah secara rutin.

1. Mengatasi masalah haid

Sedangkan untuk para wanita, khasiat daun binahong baik untuk mengatasi masalah haid. Bagi Anda yang mengalami masalah seputar menstruasi seperti terlambat haid, nyeri, atau keputihan, konsumsilah ramuan daun binahong secara teratur. Kandungan zat besi dan mineral lainnya efektif dalam melancarkan haid.

1. Mengatasi anak yang susah makan

Anak yang mengalami kesulitan makan dapat disebabkan karena berbagai faktor. Misalnya, mungkin ia menderita sariawan, tidak suka makanannya, atau mengalami masalah sistem pencernaan. Dalam beberapa masalah tersebut orang tua butuh kesabaran ekstra.

Salah satu cara yang bisa Anda gunakan adalah dengan memberikan ramuan rebusan air daun binahong. Khasiat daun binahong dapat mengatasi anak yang mengalami kesulitan makan. Namun ramuan ini hanya untuk anak 7 tahun ke atas. Anda tidak boleh memberikan ramuan pada balita karena belum ada penelitian lebih lanjut apakah aman atau tidak.

Jika ingin mendapatkan khasiat daun binahong, Anda perlu mengetahui kadar kandungan dari setiap senyawa yang terkadung di dalam daun binahong. Oleh karenanya, agar manfaat daun binahong dapat dirasakan sepenuhnya, sebaiknya konsultasikan dahulu dengan praktisi yang berkompeten dalam pengobatan herbal.

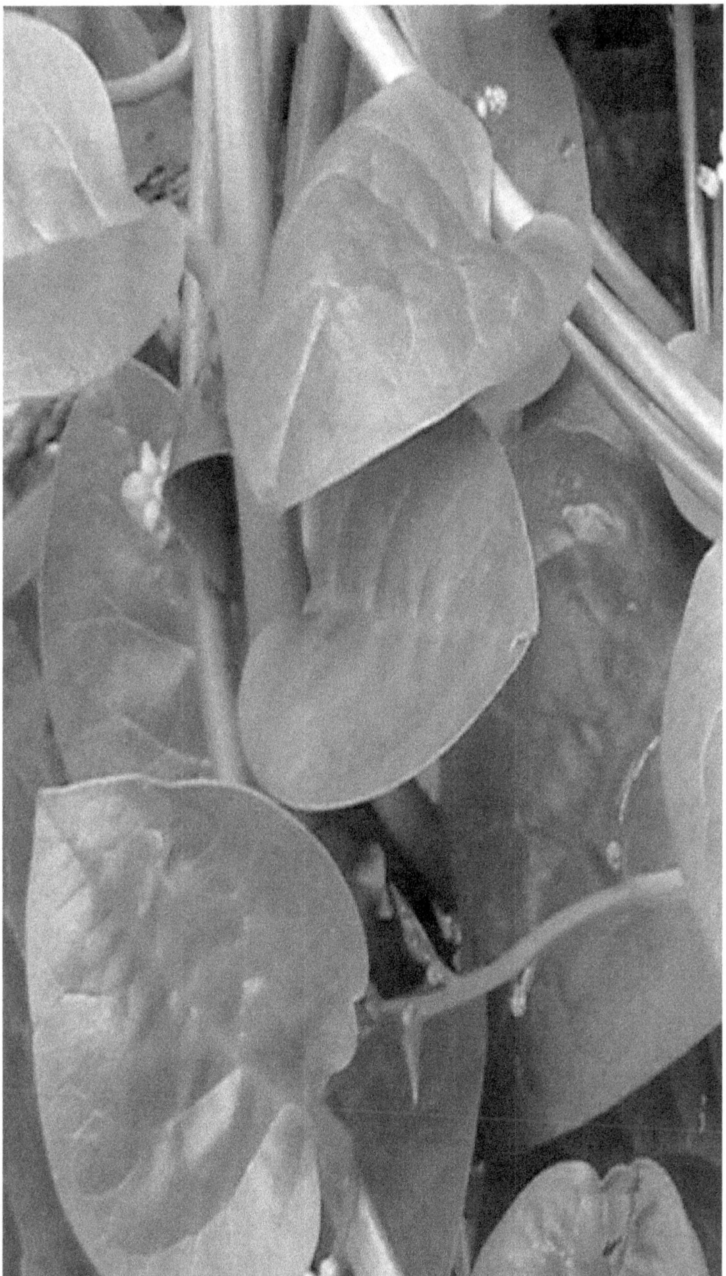

Bab Empat
Cara Pemakaian Tanaman Obat Binahong

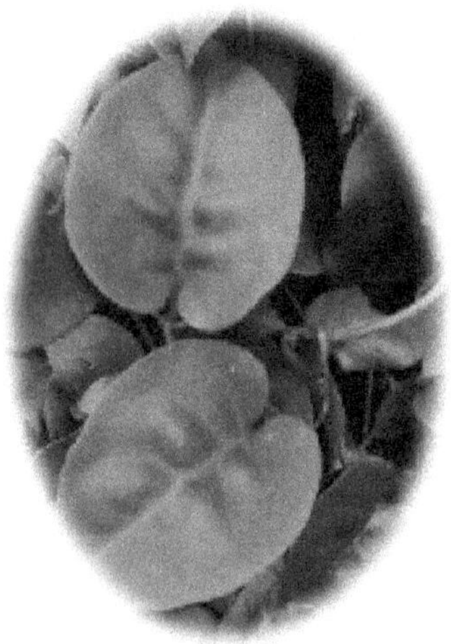

Untuk pemakian dalam, ambil rhizome (umbi) secukupnya, cuci bersih, kemudian direbus, setelah dingin disaring dan hasilnya diminum 2-3 kali sehari, cara ini untuk menyembuhkan luka bekas operasi, maag , typus , disentri, kesegaran jasmani (tambah telur dan madu), mencegah stroke, asam urat dan sakit pinggang. Namun dapat pula umbinya dikeringkan, lalu ditumbuk halus, kemudian dimasukan dalam kapsul 0,5 mh dan diminum 3 kali sehari. Untuk pemakian luar, daun dan batang ditumbuk halus kemudian dioleskan pada bagian yang sakit. Bahan ini untuk menyembuhkan memar karena terpukul, kena api (panas), rheumatic, pegal linu, nyeri urat, perawatan kulit. Umbi dicampur bahan lain dengan cara direbus bersama daun sirih, temulawak dengan perbandingan ganjil: 7, 9, 13 untuk enyembuhan pembengkakan jantung, pembengkakan lever, kencing manis, kerusakan ginjal dan radang usus besar. Batangnya untuk mengatasi kelemahan laki-laki, yaitu dengan cara diambil getahnya dioleskan pada penis, diamkan beberapa saat kemudian lakukan sanggama dengan istri. Cara lain dicampur dengan kencur (3 gelas menjadi 1 gelas) diminum tiap malam selama satu minggu.

1. Manfaat binahong yang memiliki kaya akan khasiat ini mampu melawan kolestrol jahat yang ada dalam tubuh. Tidak semua pengolahan daun binahong bisa mendapatkan manfaat dari daun binahong.

Berikut cara pengolahan daun binahong untuk kolestrol yang maksimal :

- Sediakan daun binahong secukupnya atau dua sampai tiga gunting
- Cuci daun binahong dengan bersih
- Rebus daun binahong dengan air tunggu sampai mendidih
- Ambil air rebusan penyaring pastikan air bersih dari air daun rebusan
- Dinginkan air rebusan sampai siap di minum bisa campur dengan madu
- Untuk mendapatkan hasil yang spesifik maka minumlah rebusan air binahong setiap hari.

1. Daun binahong yang mengandung berbagai manfaat yang baik untuk kesehatan berikut cara untuk mengolah daun binahong untuk asam lambung

- Ambil daun binahong 5-10 lembar kemudian cuci sampai bersih
- Rebus daun binahong dengan air sebanyak 500ml tunggu sampai mendidih
- Pengolahan usahakan menggunakan bahan alami
- Minum air rebusan binahong sehari 2 X secara rutin.

1. Cara mengolah daun binahong untuk obat luar. Berikut cara menggunakan daun binahong sebgai obat luar, sediakan daun binahong yang bagus secukupnya cuci sampai bersih

- Remas daun binahong menggunakan tangan tidak sampai lembut. Cukup mengeluarkan lendier dari daun
- Daun hasil remetan, tempelkan pada luka yang sakit tunggu duan binahong smapai kering baru kita lepas dari luka

1. Cara mengolah daun binahong untuk obat dalam

- Ambil daun binahong, kemudian cuci daun binahong sampai bersih
- Kemudian merebus daun binahong secukupnya sampai mendidih
- Setelah di saring minumlah air rebusannya itu
- Untuk hasil yang baik dan menjaga kekebalan daya tahan tubuh kesehatan komsumsi air rebusan daun bihaong setiap hari secara rutin
- Takaran antara daun dan daun binahong di tentukan seberapa parah penyakit, sedangkan untuk menjaga kesehatan cukup 5-7 daun yang di rebus setiap hari dan untuk dua kali minum.

1. Cara mengolah daun binahong utuk asam urat

- Sediakan daun binahong secukupnya setidaknya setangah kilo daun
- Berisahkan daun binahong
- Blender daun binahong sampai lembut seperti tepung
- Buka hasil blenderan dengan mengguanakn suhu 50 derajat, hingga serbuk binahong benr – benar kering
- Tuangkan serbuk binahong di cangkir kemudian seduh dengan air hangat

- Merebus daun binahong tanpa campuran original

- Sediakan daun binahong sekitar 5 – 10 lembar yang sudah bersih atau yang sudah dicuci

- Rebus duan binahong smpai mendidih dengan mencampurkan air sebanyak 500ml

- Saring rebusan dari daun binahong

- Air hasil rebusan minum setiap hari secara rutin 2X sehari

- Cara membuat daun binahong dengan campuran Madu

- Rebus duan binahong sebanyak 3 ikat yang bersih
- Rebus sampai mendidih, kemudian saring
- Campurakan madu yang asli untuk mendapatkan hasil maksimal minum secara teratur sampai asam urat mulai sembuh

1. Cara mengolah daun binahong untuk luka operasi

- Bersihkan daun binahong sampai bersih, gunakan wadah untuk daun binahong, remat-remat daun binahong tidak sampai lembut
- Cukup mengeluarkan lendir dari daun
- Daun yang sudah di remat kita tempelkan pada luka bekas oprasi tunggu sampai kering kurang lebih 1 jam
- Lakukan penempelan daun binahong pada bekas operasi sebanyak dua kali sehari agar maksimal dalam penyembuhan bekas operasi.

A. Daun Binahong Dapat Di Konsumsi dengan Mentah

Makan daun binahong mentah memang dipercaya mampu menjaga khasiat dan manfaat yang terkandung di dalam daunnya. Khasiat dan manfaat tersebut utuh masuk ke tubuh kita tanpa luruh atau terbuang sia-sia saat dimakan mentah-mentah dibandingkan dengan diolah terlebih dahulu.

Selain daun binahong, beberapa dedauan memang aman dimakan mentah-mentah sebagai lalapan ataupun teman makan nasi dan sambal. Kendati banyak cara mengolah daun binahong untuk dijadikan obat-obatan herbal, ada beberapa orang yang masih suka makan daun binahong mentah-mentah.

Efek samping dari mengkonsumsi daun binahong mentah memang belum ditemukan sampai saat ini. Daun binahong aman dikonsumsi mentah-mentah, namun harus tetap mengikuti dosis yang aman dan tidak berlebihan.

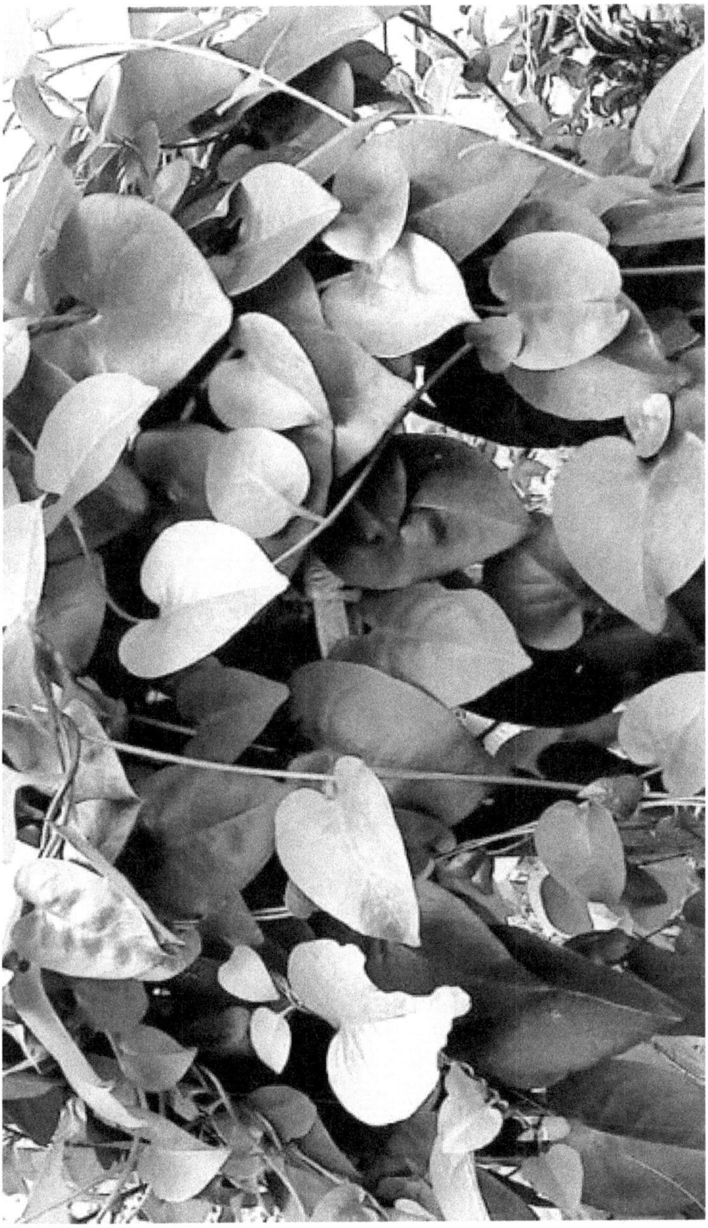

Bab Lima

Testimoni Penggunaan Tanaman Obat Binahong

A. Hariyati S. - Pengajar Kuliner,Penulis Lepas dan Wirausaha

Binahong bagi saya adalah tumbuhan yang telah "berjasa" membantu penyembuhan suami saya dari Stoke.

Setelah terkena serangan Stroke, dan menjalani perawatan "wajib" selama 7 hari (padahal seharusnya ia dirawat 12 hari, tapi berhubung hasil ct-scan terlambat dibaca oleh dokter ia sudah diperbolehkan pulang setelah seminggu dirawat).

Dari awal terkena serangan hingga dirawat di rumah biaya yang dikeluarkan tidaklah sedikit. Apalagi bagi kami yang saat itu tidak memiliki penghasilan dan pekerjaan.

Setiap hari obat yang dibeli mencapai ratusan ribu, belum lagi karena ia mengalami pendarahan di otak suami harus bedrest selama 14 hari. Namun biaya yang besar membuat saya harus memilih pengobatan alternatif yang bisa dibilang harus minim biaya alias gratis.!!!

Tidak gampang memutuskan semua pengobatan dokter dan beralih ke alternatif yang saya anggap nekad karena keadaan. Lalu saya banyak bertanya pada teman-teman di jejaring sosial, dari sekian jawaban terpilih tumbuhan benrana Binahong, atau Deng San Chi . Tumbuhan yang berasal dari Vietnam ini konon ampuh menyembuhkan beberapa penyakit ; Bengkak, luka -luka, lebam ,darah tinggi, dan stroke !!! (masih ada beberapa penyakit yang bisa disembuhkan)

Selain karena bisa saya dapatkan di sekitar rumah (maksudnya rumah tetangga). Binahong berbeda dari tumbuhan alternatif yang hanya mengikuti "Booming" saja. Tumbuhan alternatif yang di jual di toko-toko obat dan toko online selalu menyebutkan sederet penyakit yang bisa disembuhkan lebih dari 20 penyakit, tapi Binahong memiliki kelebihan hanya bisa mengobati beberapa penyakit.

Akhirnya mulailah saya meracik Binahong dengan cara sederhana ; Ambil 1 genggam daun Binahong (bisa 100 gram) rebus dengan air 4 gelas tambah seujung jari gula jawa lalu rebus hingga tersisa 3 gelas. Berikan 3 x sehari. Entah memang mujarab atau karena sugesti yang saya "tularkan" pada suami (kondisi fisiknya saat itu lumpuh separuh badan, bicara pelat/rero, pendengarannya juga kurang. Tapi puji Tuhan, setelah hampir satu bulan saya beri minuman Binahong ia sudah bisa jalan tanpa diseret, bicara lumayan jelas, bisa makan dan buang air sendiri tanpa bantuan !!!

Binahong memang menolong suami dan tentu saja kantong kami, namun tentu saja saya tidak merekomendasikan 100% Binahong untuk anda yang sedang mengalami penyakit yang sama. Namun tidak ada salahnya dicoba, karena tidak ada efek samping asal jangan diminum bersamaan dengan obat resep dokter.

A. Sering Konsumsi Daun Binahong Usia Nenek Yati Bisa Mencapai 105 Tahun

Yati sedang duduk sambil memegang KTP yang menerangkan bahwa ia lahir pada tanggal 10 April 1910, di rumah kediamannya di Nologaten, Depok, Sleman, Minggu (2/8/2015).

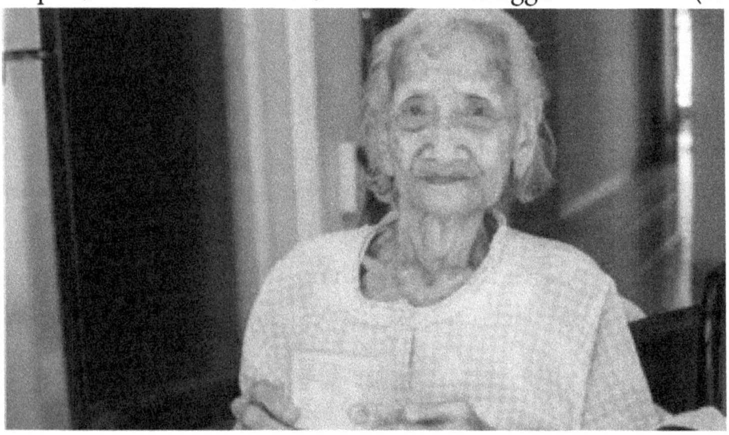

Laporan Reporter Tribun Jogja, Rendika Ferri K. Sebagian besar manusia memang hanya dapat bertahan hidup sampai batas usia tertentu, namun ada sebagian lainnya yang ditakdirkan memiliki umur yang panjang. Ketika manusia biasa mungkin hanya berusia 50 tahun, ada beberapa orang yang bahkan dapat hidup sampai 100 tahun.

Bagi sebagian orang memang sulit membayangkan, bagaimana hidup selama seratus tahun. Namun tidak berlaku bagi Magdalena Wardiyati, warga kampung Nologaten RT7 RW2, Depok, Sleman, yang mengaku telah hidup selama lebih dari satu abad.

Pada tahun 2015 ini, Yati bahkan telah berumur 105 tahun. Hal itu dibuktikannya, di KTP yang menerangkan bahwa ia lahir padda 10 April 1910.

Lahir pada 10 April 1910 di Samigaluh, Purworejo, Yati telah menjadi saksi hidup, dari banyak rentetan peristiwa bersejarah yang berlangsung hampir lebih seabad di tanah air.

Yati tinggal sendiri di rumah anak adopsinya, yang tak lain adalah cucu kandungnya sendiri. Cucunya, Heri, yang merupakan anak dari anak ketiganya, yang kini tinggal di Bali.

Sehari-hari, Yati dibantu oleh seorang perawat yang senantiasa mengurusi dirinya, mulai dari menyiapkan makanan, mandi, sampai ganti popok.

Cucunya dari lain anak, Aji, juga sering datang menengok Yati untuk sekedar mengecek kondisi kesehatannya.

Kendati sudah berumur 105 tahun, Yati masih terlihat sehat dan bugar. Ia masih dapat mendengar, melihat dengan baik, bicaranya pun jelas dan lancar.

Walaupun ia sekarang terbatas dalam bergerak karena kakinya yang tak kuat untuk berdiri, namun ia masih bisa duduk dalam waktu beberapa lama untuk sekedar bercerita atau menerima tamu yang datang.

Walaupun sendiri, Yati mempunyai banyak teman sesama manula, di Paguyupan Adiyuswo Ngestirahayu di bawah RSUP Dr Sardjito.

Ketika ditanya mengenai resep umur panjangnya, Yati hanya menjawab untuk selalu memakan makanan yang sehat, terutama sayur mayur. Sehari-hari, ia selalu mengkonsumsi sayur-sayuran sehat.

Tak hanya itu, jamu herbal pun ia gemari, mulai dari beras kencur, temulawak maupun jahe. Ia pun menambahkan, ia selalu makan dua lembar daun Binahong setiap hari.

Menurutnya, daun Binahong berkhasiat sebagai obat kuat dan menambah stamina.

Resepnya ga ada yang khusus, hanya saja saya setiap hari memang selalu konsumsi daun Binahong untuk menambah stamina saya. Jamu-jamu herbal juga saya sering minum. Semuanya bikin sehat," kata Yati, di kediamannya, Minggu (2/8/2015).

"Kalau umur panjang, hanya Tuhan yang ngatur," ucapnya sambil tertawa.

Berbagai peristiwa bersejarah, mulai dari rezim penjajahan baik belanda maupun nippon, proklamasi kemerdekaan, gestok (G30S PKI), dari orde lama yang dipimpin oleh Soekarno sampai orde baru oleh Soeharto yang kemudian digulingkan di era reformasi pada tahun 1998.

Kisah hidup Yati berawal ketika ia dilahirkan di suatu kampung, di Samigaluh, Purworejo, pada tahun 1910. Ayahanda Yati, pada masa itu menjabat sebagai lurah yang begitu dikenal.

Keluarga Yati termasuk keluarga yang cukup terpandang, bisa jadi karena jabatan ayahandanya sebagai seorang lurah yang memegang posisi penting dalam pemerintahan kala itu.

Masa kecilnya hampir seluruhnya dihabiskan di Samigaluh. Seperti anak-anak kebanyakan,

Karena kakeknya dulu juga sebagai lurah yang disegani di Samigaluh, Yati jadi memiliki banyak teman bermain. Bahkan tuturnya, Dorodjatun, cikal bakal Sultan HB IX, konon sering bermain bersamanya dulu di Samigaluh.

"Saya masih ingat betul, dulu Mas Dorodjatun, ngarso ndalem kesembilan, sering main ke rumah kakek saya. Kita sering ketemu waktu kecil. Namun ketika saya remaja, beliau tak pernah ke Samigaluh lagi. Setelah dengar kabar, saya kaget, ternyata dia sudah jadi raja di Yogya," tutur

Tahun-tahun berlalu, Yati menghabiskan masa kecilnya di kampung asalnya, Samigaluh. Beranjak remaja, ia lantas bersekolah di Sekolah Rakyat selama enam tahun.

Baru ketika Yati menginjak usia 20 tahun, pada tahun 1930, ia kemudian bekerja sebagai seorang perawat di sebuah rumah sakit sekaligus sekolah kesehatan milik Belanda, Zending Hospital di Ndoplang, Purworejo.

Tak menunggu bertahun-tahun, pada tahun itu juga Yati menikah dengan suaminya, Suwardi Sasatrosudarmo, yang masa itu menjabat sebagai seorang camat di Samigaluh.

Tiga tahun menikah, ia kemudian dikaruniai anak pertama pada tahun 1933, Yonathan Purwanto, yang sampai sekarang masih hidup dan telah berumur 82 tahun.

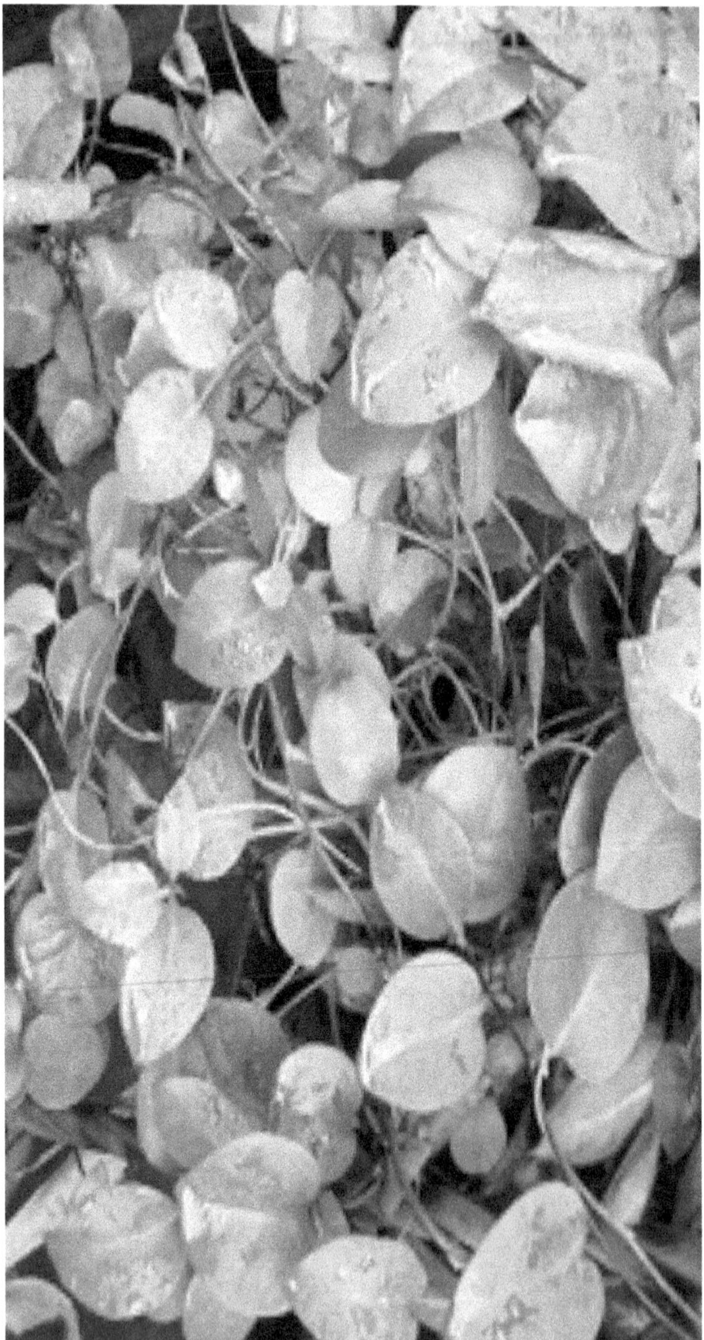

Daftar Pustaka

Alamtani. (2019). Manfaat daun binahong sebagai obat luar maupun dalam. https://alamtani.com/manfaat-daun-binahong-sebagai-obat/

Bibitonline. (2019). Budidaya dan manfaat tanaman binahong. https://bibitonline.com/artikel/budidaya-dan-manfaat-tanaman-binahong

Etheses UIN Malang. (2019). Tanaman obat binahong [Skripsi, Universitas Islam Negeri Maulana Malik Ibrahim Malang]. http://etheses.uinmalang.ac.id/1033/5/03520025%20Bab%202.pdf

Lifestyle. (2018). 5 khasiat daun binahong, nomor 3 sering dibuktikan banyak orang. Okezone. https://lifestyle.okezone.com/read/2018/05/07/481/1895291/5-khasiat-daun-binahong-nomor-3-sering-dibuktikan-banyak-orang

Nusantaratv. (2019). Manfaat daun binahong: Daun penyembuh berbagai penyakit. https://www.nusantaratv.com/health/read/10114952/Daun-Binahong-Daun-Penyembuh-Berbagai-Penyakit

Tribunnews. (2015). Sering konsumsi daun binahong, usia nenek Yati bisa mencapai 105 tahun. https://www.tribunnews.com/regional/2015/08/03/sering-konsumsi-daun-binahong-usia-nenek-yati-bisa-mencapai-105-tahun

www.ingramcontent.com/pod-product-compliance
Lightning Source LLC
LaVergne TN
LVHW050952051026
849532LV00005B/1804